U0384562

《院前实用急症抢救手册》编委会

主　编　鞠玉山

主　审　褚　沛

编　委　刘　华　高亚莉

　　　　柴素珍　韩　丹

鞠玉山 / 主编

YUANQIAN
SHIYONG JIZHENG
QIANGJIU SHOUCE

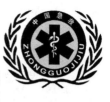

院前实用急症
抢救手册

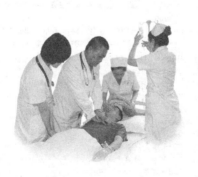

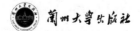

兰州大学出版社

图书在版编目(CIP)数据

院前实用急症抢救手册／鞠玉山主编. —兰州:兰州大学出版社,2014.7

ISBN 978-7-311-04514-2

Ⅰ.①院… Ⅱ.①鞠… Ⅲ.①险症—急救—手册②急性病—急救—手册 Ⅳ.①R459.7-62

中国版本图书馆 CIP 数据核字(2014)第 167687 号

策划编辑 王洁瑜 王伦庄 田小梅
责任编辑 田小梅 谢 芮
封面设计 管军伟

书 名	院前实用急症抢救手册
主 编	鞠玉山
出版发行	兰州大学出版社(地址:兰州市天水南路 222 号 730000)
电 话	0931-8912613(总编办公室) 0931-8617156 (营销中心)0931-8914298(读者服务部)
网 址	http://www.onbook.com.cn
电子信箱	press@lzu.edu.cn
印 刷	兰州奥林印刷有限责任公司
开 本	787 mm×1092 mm 1/36
印 张	$2\frac{13}{18}$
字 数	51 千
版 次	2014 年 7 月第 1 版
印 次	2014 年 7 月第 1 次印刷
书 号	ISBN 978-7-311-04514-2
定 价	18.00 元

序

　　"知识、责任、信心是成功抢救病人的关键,时间就是生命"。是的,在急危重病人的抢救面前医护人员快速实施的有效手段和措施就是和死神赛跑! 我国急诊医学是近30年来发展极为迅速的一门医学学科,现也早已成为中华医学会所属70多个分会大家庭成员中的优势学科之一。急诊医学的今天是社会快速进步和人类发展的必然,也是人类生存需求的必然。《院前实用急症抢救手册》一书的编写为军队干休所卫生所(门诊部)、地方社区医疗卫生服务站(门诊部)、乡镇卫生院等基层医疗卫生机构从事全科医学的广大医务工作者以及临床实习医生提供了一本实实在在的面对急症如何迅速采取有效措施的实用抢救手册。该手册简单明了,未阐述高深繁杂的理论,便于基层医务人员在处置急症时能快速理解和掌握;可操作性强,在基层先进设备和仪器配置不完善条件下就可照册实施;是作者结合自己十多年的临床经验,参阅大量的急诊抢救诊断及处置案例、急救指南及最新进展,将临床最常见的数十种急症的诊断要点、急救处理进行汇总、归纳、总结入册,充分体现了它的科学性、准确性和安全性;本手册小巧玲珑便于携带,可作为口袋工具书随时查阅。因此,这本手册特别值得推广应用。

中国医师协会急诊医师分会常务委员

《临床急诊杂志》编委会委员

兰州大学第一医院急诊科主任、主任医师

兰州大学第一临床医学院急诊医学教研室主任

褚沛 2014年春节

前 言

十余年前,笔者从军队医学院校调入军队干休所从事老干部医疗保健工作。由于面对的老红军、老八路年事高,慢病病种多、病种杂,急诊抢救时有发生,且院前救治难度大、风险高。初到干休所两年多的时间里,在救治老干部患者的过程中,为提高快速救治能力,稳定病情平稳后送,最大限度挽救患者的生命,曾查阅了不同版本的急救手册,大多理论烦琐,操作繁杂或原则性处置,清晰度、层次感不够,实用性不强。为此,萌发了编写一本实用急诊抢救手册的念头,经过一年多时间,参考了大量不同版本的老年医学、急诊医学、急诊指南和急诊抢救手册,结合临床最常见最易发生的数十种急症,突出发病率、死亡率较高的老年心脑血管疾病等,编写出了《院前实用急症抢救手册》初稿,后不断充实修改完善。经过十多年的院前急诊抢救案例及部分临床实习医生临床实践,认为该手册简单明了,能快速理解掌握,实用性、可操作性强,临床施救效率高,可供军队干休所卫生所(门诊部)、地方社区医疗卫生服务站(门诊部)、乡镇卫生院等基层医疗卫生机构从事全科医学的广大医务工作者以及临床实习医生应诊时随身携带参考。

　　本手册的编写受到了兰州军区总医院急诊科、心血管内科专家教授的关心和支持,得到了兰州大学第一医院急诊科主任褚沛教授的指导,在此表示由衷的感谢!

　　限于编者经验和水平,不足之处在所难免,敬请读者不吝指正。诚谢!

鞠玉山

2014年元月

目　录

一、过敏性休克

【临床分型】

1.急发型过敏性休克出现于变应原接触后半小时之内,占80%～90%,如青霉素过敏。

2.缓发型过敏性休克出现于变应原接触后半小时以上,长者可达24小时以上,占10%～20%。

【诊断要点】

1.有明确用药史、过敏史及接触史等。

2.面色苍白、皮肤湿冷、脉细速(>100次/分钟)、呼吸表浅、表情淡漠或烦躁不安、皮肤瘙痒或出疹、腹痛、腹胀。

3.有窒息感、咳嗽、支气管痉挛或喉头水肿。

4.病情严重者,可出现低血压(收缩压<80 mmHg、脉压差<20 mmHg)、神志模糊甚至昏迷、抽搐和大小便失禁等。

【急救处理】

1.吸氧、保持呼吸道通畅;呼吸困难者抬高上半身;意识丧失者,头部侧位,抬起下颌,以防舌后坠;

严重喉头水肿者,立即环甲膜穿刺或气管切开;迅速建立静脉通道。

2.立即停用致敏药物等。

3.肾上腺素:成人0.5～1 mg,小儿每次0.05～0.1 mg/kg,皮下或肌内注射,必要时10～15分钟可重复。严重者0.5～1 mg加生理盐水10 mL稀释后缓慢静脉注射。心脏呼吸骤停者参照心脏骤停与复苏(CPR)【急救处理】要点。

4.地塞米松:5～10 mg肌内注射或静脉注射,或20 mg加入5%葡萄糖注射液250 mL静脉滴注。

5.盐酸异丙嗪(非那根):25～50 mg(小儿2 mg/kg)肌内注射。

6.10%葡萄糖酸钙:10～20 mL缓慢静脉注射,必要时,半小时后可重复给药1次。

7.伴支气管痉挛者,氨茶碱0.25 g、地塞米松10 mg加入50%葡萄糖注射液10～20 mL缓慢静脉注射,继之氨茶碱0.25 g、地塞米松10～20 mg加入5%葡萄糖注射液250 mL静脉滴注。

8.升压药(以上治疗无效,休克血压无回升者):

(1)间羟胺10～20 mg或多巴胺20～40 mg静脉注射,或间羟胺20 mg、多巴胺20 mg加入5%葡萄糖注射液250 mL静脉滴注,根据血压回升情况调整滴速。

(2)多巴胺20 mg、多巴酚丁胺20 mg加入5%葡萄糖注射液250 mL静脉滴注,根据血压回升情况调整滴速。

(3)血压仍不回升者,可用去甲肾上腺素 1 mg 加生理盐水 10 mL 大血管缓慢静脉注射(切勿肌内注射或皮下注射),或去甲肾上腺素 2～4 mg 加入 5%葡萄糖注射液 250 mL 大血管缓慢静脉滴注,根据血压回升情况调整滴速(小儿0.004 mg/分钟)。

二、心脏骤停与复苏

【诊断要点】

1.突然意识丧失(手指甲掐压人中穴至少5秒钟),瞳孔散大。

2.心音消失、脉搏不能触及、颈动脉无搏动(右手中指和食指从气管正中环状软骨划向近侧颈动脉搏动处,判断5~10秒钟)。

3.呼吸断续或停止(耳贴近患者口鼻无气流感)、皮肤黏膜苍白或发绀。

4.心电图表现为心室颤动、心室停搏或慢而无效的心室自搏节律。

【急救处理】

1.心肺复苏(CPR)

心肺复苏的有效体征:观察颈动脉有无搏动,如停止按压后搏动继续存在,说明病人自主心搏已恢复,可以停止胸外按压;观察自主呼吸,若无自主呼吸,人工呼吸应继续进行,或自主呼吸很微弱时仍应坚持人工呼吸;复苏有效时,可见病人有眼球活动,口唇、甲床转红,甚至手足可动,瞳孔由大变小,有对光反射。

（1）保持呼吸道通畅,及时清除气管内异物或呕吐物。

（2）平卧,去枕,头向后仰,抬高下颌。

（3）心前区捶击（只能对有目击者监护下的不稳定型室性心动过速者起作用）。拳头举高20～30 cm捶击患者胸骨中下 1/3 处,共1～3次,无效时立即行胸外心脏按压和人工呼吸。

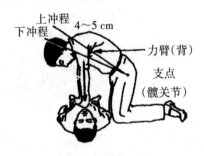

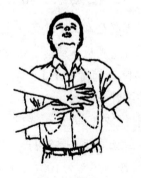

胸外心脏按压

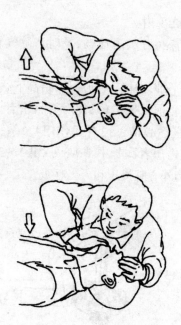

口对口(鼻)人工呼吸

(4)胸外心脏按压和人工呼吸(二者应同时进行)。

①患者平卧于硬板床或背部垫硬板;

②按压部位为胸骨中下 1/3 交界处(简单的确定方法为男性两乳头间);

③按压深度(成人)为 5 cm 或以上,儿童酌减;

④按压与放松间隔一致,可产生有效的脑和冠状动脉灌注压,按压频率为 100 次/分钟或以上;

⑤按压通气比率为 30∶2,《国际心肺复苏(CPR)与心血管急救(ECC)指南 2010》规定。当人工气道建

立后,如果两人进行CPR,按压频率为100次/分钟或以上,且不需要被通气打断,通气频率8～10次/分钟。

(5)电除颤。引起心脏骤停的原因80%以上为心室纤颤,终止心室纤颤最有效的方法就是电击除颤。除颤器有标准单项波除颤器、自动体外除颤器以及具有双向波功能的新型电除颤器。单项波形电除颤,电击能量为360 J;双向波电除颤,使用120 J或150 J即可有效终止院前发生的室颤,最大能量200 J。因此应用低能量的双向波除颤的效果更好。

(6)药物复苏。若心脏已停搏,在进行人工通气和持续胸外心脏按压的同时,选用下列药物:

①肾上腺素1 mg静脉注射,如无效可每隔5分钟静脉注射1 mg。也可用肾上腺素2 mg加生理盐水10 mL稀释后气管内注入(无气管插管建立时可环甲膜韧带处刺入)。

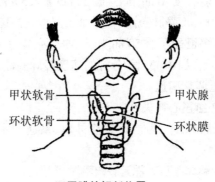

环甲膜的解剖位置

②胺碘酮150 mg加入5%葡萄糖注射液20 mL

缓慢(不少于5分钟)静脉注射。必要时可重复给药达 300～450 mg。对心脏骤停,如持续性室颤或室速,在除颤和应用肾上腺素无效时可使用胺碘酮。

③利多卡因 100 mg 加入 5%葡萄糖注射液 50 mL 静脉注射(或气管内注入原液),必要时每隔 5～10分钟重复给予 50 mg,共 2～3 次。有效后以 100 mg 加入 5%葡萄糖注射液 100 mL 中静脉滴注, 1～4 mg/分钟(约 15～45 滴/分钟)。

④血管加压素是目前新推荐的心脏骤停后有效的一线选择药物。在 1 mg 肾上腺素对自主循环恢复无效时,可考虑应用 40 U 的血管加压素。

2.复苏后处理

(1)维持循环:

①纠正低血压:血压低于 80/50 mmHg 时,及时纠正低血压。

a.多巴胺 40 mg、间羟胺 20 mg 加入 5%葡萄糖注射液 500 mL 静脉滴注,根据血压调整滴注速度。

b.多巴酚丁胺 50 mg 加入 5%葡萄糖注射液 250 mL,开始以 10～35 滴/分钟的速度静脉滴注,之后根据血压调整滴速。

②纠正心律失常:

a.胺碘酮 为治疗室性早搏、室速和室颤的首选药物;

b.利多卡因 若无胺碘酮时可替代;

c.维拉帕米 主要用于室上性心动过速。

以上药物具体用法详见抗心律失常部分。

③防治左心动能不全:参考急性左心衰竭【急救处理】要点。

(2)维持呼吸:

自主呼吸不健全者,可用呼吸兴奋剂,可选用或交替应用:

①尼可刹米(可拉明)0.25～0.5 g肌内注射、静脉注射或静脉滴注。

②洛贝林3 mg肌内注射;3～6 mg加入5%葡萄糖注射液10～20 mL缓慢静脉注射;3～12 mg加入5%葡萄糖注射液250 mL静脉滴注。

(3)防治脑水肿:

①20%甘露醇125 mL快速静脉滴注;

②呋塞米(速尿)20～40 mg缓慢静脉注射;

③地塞米松10～20 mg静脉注射;

④安定10 mg肌内注射,或苯妥英钠0.25 g肌内注射,控制抽搐。

(4)防治肾功能衰竭、促进脑细胞功能恢复、预防感染、维持水电解质平衡等后续(住院后)处理工作。

三、心绞痛发作

【诊断要点】

1.诱因:情绪激动、体力活动、饱餐或受凉。

2.体征:平时无异常体征,发作时心率加快,血压升高,皮肤湿冷,心悸或呼吸困难等。

3.部位及放射:胸骨后最常见,也可在心前区及剑突下,放射到颈项部、左肩部、左臂内侧、左小指及无名指,甚至下颌部。

4.性质:压迫感、紧缩感或憋闷感,有时呈窒息感并有濒死的恐惧感。

5.持续时间:多持续 1～5 分钟,重度发作可达 10～15 分钟。若反复发作——缓解——发作,持续 30 分钟以上者,要警惕急性心肌梗死的发生。

6.心电图 ST 段下降(0.05 mV 以上),T 波低平或倒置。

7.老年心绞痛大多表现不典型,仅有胸部隐痛、胸闷、憋气等。

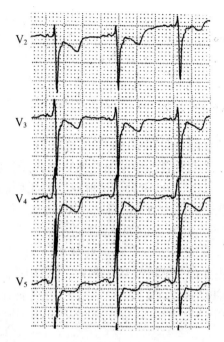

急性缺血型ST-T改变

【急救处理】

1.立即坐下或平卧休息。

2.舌下含服硝酸甘油0.3～0.6 mg,必要时隔5分钟再含服0.3～0.6 mg。

3.血压高者可给予硝酸异山梨酯片5～10 mg、硝苯地平片5～10 mg,单一或联合口服。

4.心率快者可用β受体阻滞药阿替洛尔6.25～12.5 mg舌下含服或口服,2次/日,根据心率和症状逐渐加到25～50 mg；美托洛尔12.5～25 mg，2次/日，亦逐渐增加剂量，每日可用至200 mg（β受体阻滞药适用于心绞痛控制不满意、心率较快的患者，但伴有心功能不全、哮喘、低血压、房室传导阻滞、心动过缓、糖尿病等不宜使用，对变异性心绞痛禁用）。

5.速效救心丸10～15粒舌下含服。

6.经上述处理心绞痛发作仍频繁者，硝酸甘油5 mg加入5%～10%葡萄糖注射液250 mL中静脉滴注，滴速开始10～20 μg/分钟（约8～15滴/分钟），可根据血压及症状随时调整滴速（收缩压不低于90 mmHg），病情平稳后控制在8～10滴/分钟为宜，1次/日，主要用于不稳定型心绞痛。也可用单硝酸异山梨酯注射液20 mg加入5%～10%葡萄糖注射液250 mL中静脉滴注，1次/日，滴速控制在20滴/分钟左右。

7.血小板抑制药氯吡格雷（波立维），首剂300 mg，然后75 mg/日，口服。或阿司匹林肠溶片100 mg/日，口服，首次口服300 mg。

8.根据病情需住院者，在采取一定措施后尽快住院。

四、急性心肌梗死

【诊断要点】

1.急性心肌梗死发病前数天或数周内的先兆表现：

（1）首次突然出现严重心绞痛，且进行性加重。

（2）原有心绞痛近日发作频繁，程度加重，时间延长或定时发作，发作时伴有恶心、呕吐、出大汗，有濒死窒息感，硝酸甘油不能完全缓解。

（3）心绞痛发作时，心电图ST段明显抬高，或胸前导联出现高耸T波，或出现心律失常。

2.特殊表现：

（1）疼痛为主要症状。常为突发性胸骨后压榨性剧痛，放射至左肩、左上肢，持续时间多半小时以上，休息或舌下含服硝酸甘油不能有效缓解。特别注意老年人无痛性占绝大多数，以呼吸困难、憋喘最为多见，应防漏诊。

（2）常伴有胸闷、气短、胸部阻塞或紧束感、濒死感或恐惧感。

（3）常表现为精神萎靡不振，极度虚弱、面色苍白、大汗淋漓，部分病人烦躁不安。

(4)心律失常。以室性期前收缩及短阵室速最多,极易导致室颤猝死;其次为房性期前收缩、窦过速、房颤而引发心衰;易发生传导阻滞、窦过缓等。

3.心电图表现:

典型改变:ST段弓背向上抬高,病理性Q波、T波早期高耸,后渐降至倒置。不典型改变心电图可正常。

4.心肌酶学和标记物测定(现可开展床旁即时监测 point-of-care testing,即在病人身边开展的监测,英文缩写POCT)。

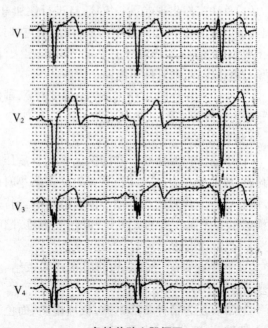

急性前壁心肌梗死

【急救处理】

原则:挽救濒死和缺血的心肌,缩小梗死面积,及时处理心律失常、心衰、休克及其他并发症,保护和维护心功能。

1.立即平卧,迅速建立静脉通道。

2.心电图检查,随时观察血压、脉搏、心率、心律及呼吸变化。

3.迅速镇静止痛,疼痛不安可扩大梗死面积,诱发心律失常、心衰和休克。

(1)吗啡5~8 mg皮下注射,或10 mg加生理盐水5~10 mL,以1 mL/分钟的速度缓慢静脉注射,必要时15~30分钟后重复一次,总量不宜超过15 mg。

(2)哌替啶50~100 mg,肌内注射。

(3)老年无痛或疼痛不典型者给异丙嗪25 mg肌内注射,或安定10 mg肌内注射。

4.抗心绞痛:

(1)硝酸甘油片0.3~0.6 mg舌下含服;针剂5 mg加入5%葡萄糖注射液250 mL中静脉滴注,滴速开始10~20 μg/分钟(约8~15滴/分钟),可根据血压及症状随时调整滴速(收缩压不低于90 mmHg),病情平稳后控制在8~10滴/分钟为宜。

(2)硝酸异山梨酯片10~20 mg舌下含服或口服。

(3)阿替洛尔或美托洛尔12.5~25 mg口服,能降低交感神经兴奋、减慢心率、降低心肌耗氧,从而减少心肌损伤,缩小梗死面积,减少心律失常,有效降低病死率。

(4)血小板抑制药氯吡格雷(波立维),首剂300 mg然后75 mg/日,口服;或阿司匹林肠溶片首次含服300 mg然后100 mg/日,口服。

5.防治心律失常:

(1)胺碘酮150 mg加入5%葡萄糖注射液20 mL缓慢静脉注射(不少于5分钟),必要时可重复。显效后300 mg加入5%葡萄糖注射液250 mL静脉滴注,以10～20滴/分钟的速度维持有效血浓度。经处理后迅速后送。

(2)利多卡因,本品适用于无胺碘酮药物时的室性心律失常,一般剂量对正常传导系统无明显影响。

用法:入院前可给予利多卡因50～100 mg静脉注射(1～2分钟内注完),无效可于5～10分钟注射同等剂量。显效后立即开始静脉滴注,200 mg加入5%葡萄糖注射液250 mL,以1～4 mg/分钟速度(约15～75滴/分钟)维持有效血浓度。经处理后迅速后送。

☆心衰病人静脉注射量与静脉滴注维持量均减半。

(3)病人出现窦性心动过缓,可给予阿托品0.3 mg口服,或0.5～1 mg肌内注射或缓慢静脉注射,稳定后迅速后送。

(4)快速室上心律失常,普罗帕酮(心律平)

100～300 mg 口服,或 70 mg 加入 10%葡萄糖注射液 20 mL 中静脉注射(5～10 分钟),20 分钟后可重复;维拉帕米(异搏定)5～10 mg 加生理盐水 10 mL 缓慢静脉注射,可重复使用;心功能不全者首选毛花苷丙(西地兰)0.4 mg 加 5%葡萄糖注射液 10 mL 缓慢静脉注射。

6.防治心力衰竭:强心利尿。

(1)毛花苷丙(西地兰)0.4 mg 加 5%葡萄糖注射液 10 mL 缓慢(2 分钟)静脉注射,或多巴酚丁胺 20 mg 加入 10%葡萄糖注射液 250 mL 静脉滴注,约 20～30 滴/分钟。

(2)呋塞米(速尿)20～40 mg 静脉注射。

7.溶栓治疗:有条件的基层医疗机构可在院前用下列药物溶栓。

(1)尿激酶(UK)150 万～200 万 U 加生理盐水 100 mL,30 分钟内静脉滴注。为目前院前溶栓最常用的药物。

(2)链激酶(SK)先用 1000 U 做过敏试验,如无过敏即用 150 万 U 加生理盐水 100 mL,60 分钟内静脉滴注。

五、心房纤颤和心房扑动

【诊断要点】

1.风湿性心脏病、甲亢、冠心病、心肌病等病因。

2.有心悸、气急、胸闷感和多尿症状。心室率快时可伴有心力衰竭。

3.心房颤动的心电图特征为P波消失,代之以大小不等形状各异的f波(纤颤波),通常V_1导联明显,频率在350～600次/分钟之间。

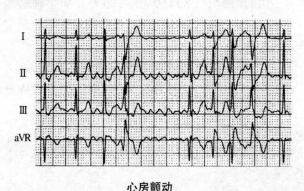

心房颤动

4.心房扑动的心电图特征为P波消失,以大锯齿状F波(扑动波)代之,波形连续,F波间无基线,大小间隔规则,频率多在250～350次/分钟之间;心室率常因2:1或4:1下传而规则,但也可呈现不规则下传。

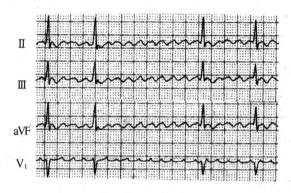

心房扑动

【急救处理】

1.快速阵发性房颤和房扑:

(1)镇静:

①安定10 mg肌内注射;

②苯巴比妥钠0.1 g肌内注射。

(2)药物转复心律:

①毛化苷丙(西地兰)0.2～0.4 mg加入5%葡萄糖注射液20 mL缓慢静脉注射。如无效,2小时后可再给0.2～0.4 mg。

②胺碘酮200 mg,口服3～4次/日,有效后改200 mg,口服1次/日。

2.快速持续性房颤和房扑：

（1）毛花苷丙（西地兰）0.2～0.4 mg加入5%葡萄糖注射液20 mL缓慢静脉注射，无效时可于2小时后再给0.2～0.4 mg，有效后改为口服地高辛0.125～0.25 mg，每日1次维持。

（2）应用地高辛心率仍快者，可加阿替洛尔12.5～25 mg，口服3次/日；静脉应用美托洛尔起效快，或用地尔硫卓30 mg，口服3次/日。

（3）维拉帕米40 mg，口服3次/日（老年、房室传导阻滞或心衰者忌用）。

3.长期服用阿司匹林肠溶片或氯吡格雷，预防栓塞并发症。

经过治疗房扑多先转为房颤，于继续用药过程中，可转为窦性心律。

六、阵发性室上性心动过速

【诊断要点】

1.发作、终止均突然;心悸、胸闷感,发作持续持久者可有晕厥、血压下降、心绞痛等。

2.心率160～220次/分钟,心律绝对均齐,第一心音强弱一致,刺激迷走神经多能使发作突然终止。

3.QRS波不增宽变形,形态正常,QRS波时间不超过0.1秒钟,R-R非常均匀,P波不易分辨。

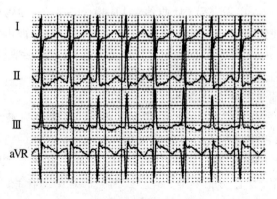

室上性心动过速

【急救处理】

1.卧床、吸氧。

2.镇静:安定 10 mg 肌内注射;苯巴比妥钠 0.1 g 肌内注射。

3.物理方法刺激迷走神经可选用:

(1)让患者深吸气后屏住气,用力做呼气动作(Valsalva 动作)。

(2)刺激咽部反射性引起恶心。

(3)用棉签等刺激鼻前庭,引起病人打喷嚏。

(4)压迫眶上神经:患者仰卧,医生单侧在眶上缘摸到眶上切迹,向后用力压迫眶上神经,同时听诊心脏,一般压迫 30 秒钟左右,无效时可于 1～2 分钟后重复另一侧压迫。本法与屏气法同时应用可加强疗效。

4.药物治疗可选用:

(1)毛花苷丙(西地兰) 0.4 mg 加入 5% 葡萄糖注射液 20 mL 缓慢静脉注射。无效者 30 分钟再给 0.2 mg,随后肌内注射苯巴比妥钠 0.1 g 常能奏效(心力衰竭者首选该药,另外洋地黄中毒所致者及合并预激综合征者禁用)。

(2)维拉帕米 5 mg 加入 5% 葡萄糖注射液 20 mL 缓慢(5 分钟)静脉注射。必要时 15 分钟可重复,一旦复律即停用。注射时宜听心脏或监测心率,有心功能不全、房室传导阻滞或预激综合征者禁用。

（3）普罗帕酮 70 mg 加入 5% 葡萄糖注射液 20 mL 缓慢（5 分钟）静脉注射，无效时 20 分钟后可重复用 70 mg（适用预激综合征伴室上性心动过速）。

（4）胺碘酮 150 mg 加入 5% 葡萄糖注射液 10～20 mL 缓慢（不少于 5 分钟）静脉注射，无效 10 分钟后可重复给药 150 mg；或 300 mg 加入 5% 葡萄糖注射液 250 mL 静脉滴注，10～20 滴/分钟，转复后停药。24 小时不超过 1500 mg（适用预激综合征伴室上性心动过速）。

（5）苯妥英钠 125～250 mg 加入 5% 葡萄糖注射液 40 mL 缓慢（5～15 分钟）静脉注射。必要时 2～3 小时后可重复给予 100 mg，奏效后改为 100 mg 口服，3 次/日维持（适用洋地黄中毒所致者）。

（6）低血压休克型可选用间羟胺（阿拉明）10 mg 加入 5% 葡萄糖注射液 20 mL 缓慢静脉注射，一旦复律血压回升即停注，高压不宜超过 160 mmHg。

（7）口服药物可选用阿替洛尔、美托洛尔、维拉帕米等。

七、室性心动过速

【诊断要点】

1.心率多为150～200次/分钟(很少超过200次/分钟),心律轻度不规则,每分钟之间心率可有数次之差。

2.多见于器质性心脏病,如冠心病急性心肌梗死等,也见于药物所致、电解质紊乱、脑血管病和手术,偶见于正常人。轻者出现心悸、胸闷、头晕、低血压;重者晕厥、心力衰竭和休克,甚至猝死。一旦心率 > 200次/分钟,所有患者均有症状。

3.心电图特征是3个或3个以上宽大畸形QRS波连续出现,时限 > 0.12秒钟,T波与主波方向相反。

4.一般无P波,如能发现P波,则P波频率较慢且P波与QRS波无关。

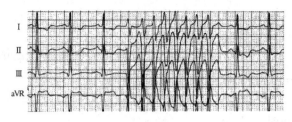

室性心动过速

【急救处理】

1.吸氧,心电、血压监护,建立静脉通道,随时做好除颤及心肺复苏准备。

2.镇静:

(1)安定10 mg肌内注射;

(2)苯巴比妥钠0.1 g肌内注射。

3.紧急时可心前区叩击1次,有时可终止室速;或让病人连续咳嗽几声,有时也可终止室速。

4.药物治疗可选用(宜在心电监护下用药):

(1)胺碘酮150 mg加入5%葡萄糖注射液10～20 mL缓慢(不少于5分钟)静脉注射,无效10分钟后可重复给药150 mg;或300 mg加入5%葡萄糖注射液250 mL静脉滴注,10～20滴/分钟,转复后停药。24小时不超过1500 mg。

(2)利多卡因50～100 mg加入5%葡萄糖注射液20 mL静脉注射,12分钟内注射完毕,必要时每5～10分钟静脉注射50 mg,共2～3次。有效后以100 mg加入5%葡萄糖注射液250 mL静脉滴注,滴速1～4 mg/分钟(约35～150滴/分钟),静脉给药总量不超过300 mg。

(3)普罗帕酮70 mg加入5%葡萄糖注射液20 mL缓慢静脉注射(不少于5分钟),10分钟后可重复给药1次,有效后可维持静脉滴注0.3 mg/分钟,24小时总量<350 mg。

(4)普鲁卡因胺100 mg加入5%葡萄糖注射液20 mL缓慢静脉注射(不少于5分钟),无效每隔5～10分钟后可重复,直至有效或用药量至800～1000 mg。

(5)苯妥英钠125～250 mg加入5%葡萄糖注射液40 mL缓慢(5～15分钟)静脉注射,必要时2～3小时后可重复给予100 mg。奏效后改为100 mg口服,3次/日,维持(适用洋地黄中毒所致者)。

八、心室扑动与心室颤动

【诊断要点】

1.心音、脉搏消失,血压测不出,数秒钟后丧失知觉,呼吸断续或几次短促或痉挛性呼吸动作后停止。

2.瞳孔散大,面色苍白兼有青紫,继之全身抽搐形成急性心源性脑缺氧综合征。

3.心电图:

心室扑动 可见快速而规则、匀齐而连续的宽大正弦曲线状波幅,QRS-T无法辨认,等位线消失;频率为150～250/分钟。

心室颤动 QRS-T波群消失,代之形状不同、振幅大小不一、极不均匀的颤动波,波幅越来越小,直至成直线;频率150～300/分钟。

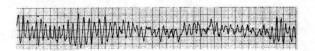

心室颤动

【急救处理】

1.电击除颤：

参见心脏骤停与复苏。若无电除颤条件,可行心前区叩击,无效时立即行胸外心脏按压及人工呼吸。在行胸外心脏按压及人工呼吸的同时立即静脉或气管内注射肾上腺素 1 mg,使细颤波转为粗颤波。若复律成功,应以 100 mg 利多卡因加入 5%葡萄糖注射液 250 mL 中静脉滴注,1～4 mg/分钟滴入(一般 35～150 滴/分钟),以防复发。若有胺碘酮可首选替代利多卡因。

2.药物除颤(无电除颤条件下)：

(1)利多卡因 100 mg 加入 5%葡萄糖注射液 20 mL 静脉注射(约需 2 分钟)或气管内注入,必要时每隔 5～10 分钟重复给予 50 mg 共 2～3 次。有效后以 100 mg 加入 5%葡萄糖注射液 100 mL 静脉滴注,1～4 mg/分钟滴入(约 35～150 滴/分钟)。同样,若有胺碘酮可首选替代利多卡因。

(2)溴苄胺 250 mg 加入 5%葡萄糖注射液 20 mL 缓慢静脉注射(约需 20 分钟)。用药过程中注意心率、心律、血压及心电图变化。必要时可于 4 小时后重复用药 1 次。有效后可改为 1～2 mg/分钟静脉滴注。

(3)普鲁卡因胺 100 mg 加入 5%葡萄糖注射液 200 mL 静脉滴注(5～10 mg/分钟),无效可于 1 小时后重复用药 1 次。注意观察血压、心率、心律变化。

3.心室静止(停搏)立即行心肺复苏(CPR)。

九、缓慢心律失常

【诊断要点】

1.完全性房室传导阻滞

(1)常有头晕乏力、气短等症状,严重者可引起昏厥、抽搐(心室率缓慢所致的脑灌注不足)。

(2)心率多在40次/分钟以下,心律规则,第一心音强弱不等,可闻"大炮音"。

(3)心电图 P 波与 QRS 波各自均匀地出现,二者之间无固定关系,心房率大于心室率。

2.病态窦房结综合征

(1)临床表现:由于心室率缓慢所致的心脑灌注不足。

①脑部表现为全身乏力、记忆减退、失眠,随着病情加重可出现头痛、头晕、说话不清、黑蒙和昏厥。

②心脏表现有三种,即心悸、充血性心力衰竭加重及心绞痛加重。

(2)心电图表现:

①持续而严重的窦性心动过缓(<50次/分钟)。

②窦房阻滞,伴或不伴缓慢的逸搏心律。

③窦性停搏（>2秒钟以上），伴或不伴缓慢的逸搏心律。窦性停搏、窦房阻滞或逸搏心律伴阵发性室上性心动过速、房颤或房扑，即所谓心动过缓-过速综合征。

【急救处理】

心室率小于40次/分钟或症状严重者选用：

1.阿托品 0.3 mg，口服，3 次/日；必要时亦可 0.5～1 mg 静脉注射（不少于2分钟），或1～2 mg 加入5%葡萄糖注射液250 mL 静脉滴注。也可用山莨菪碱（654-2）5～10 mg 加入 5%葡萄糖注射液 250 mL 静脉滴注。

2.异丙肾上腺素（喘息定）10 mg 舌下含服，1次/4～6小时；必要时 0.5～1 mg 加入 5%葡萄糖注射液 250～500 mL 静脉滴注（8～15滴/分钟），控制滴速使心率维持在60～70次/分钟。

3.地塞米松 5～10 mg 加入 5%葡萄糖注射液 250 mL 静脉滴注，适用于急性心肌炎或急性心肌缺血所致的缓慢心律失常。

4.病因治疗。

5.人工心脏起搏治疗。

☆一旦恢复窦性心律或房室传导阻滞减轻，可将上述药物减量，最后停药；禁用一切抑制心脏传导的药物，如维拉帕米、β受体阻滞剂、利多卡因、普鲁卡因胺等。

十、急性左心衰竭

【诊断要点】

1.高血压、冠心病、瓣膜病、心肌病等病史,以及新近感染、劳累等诱因。

2.突然发生呼吸困难、端坐呼吸、发绀、咳嗽、咳粉红色泡沫样痰,严重者可出现肺水肿及休克。

3.皮肤苍白、冷汗、烦躁不安,严重患者意识模糊,甚至昏迷。

4.心率增快,可有奔马律、交替脉,原有心脏杂音听不清楚,两肺布满湿性罗音及哮鸣音。

5.血压升高,舒张压常 > 12.0 kPa(90 mmHg),重症者血压下降,甚至休克。

【急救处理】

1.立即采取坐位或半坐卧位,下垂双腿(急性心梗及休克除外)。

2.高流量鼻导管吸氧(4～6 L/分钟),有泡沫痰时在湿化瓶内加入 50%～70% 浓度酒精以清除泡沫。

3.烦躁不安、气急者给予吗啡5～10 mg皮下或肌内注射,或哌替啶50 mg肌内注射。老年患者给异丙嗪25 mg或安定10 mg肌内注射更安全。

4.哮鸣音明显者氨茶碱0.25 g加5%葡萄糖注射液20 mL,缓慢(10～15分钟)静脉注射或静脉滴注。

5.快速利尿,呋塞米20～40 mg加5%葡萄糖注射液20 mL缓慢静脉注射,30分钟后酌情可重复,注意补钾。

6.血管扩张剂,对急性左心衰疗效明显,可迅速扩张血管,减少回心血量。

(1)硝酸甘油0.3 mg舌下含化,每隔5分钟1次,可用3～5次;必要时,硝酸甘油5 mg加入5%葡萄糖注射液250 mL静脉滴注,开始滴速8～10滴/分钟,在血压监控下逐渐调整滴速,注意观察血压及症状,症状有效改善后维持在4～8滴/分钟,收缩压小于95 mmHg不宜使用。

(2)酚妥拉明10 mg加入5%葡萄糖注射液250 mL静脉滴注,开始30～45滴/分钟左右,在血压监控下逐渐调整滴速,注意观察血压及症状,收缩压小于95 mmHg不宜使用。

(3)病情严重、血压很高伴急性肺水肿者,开始硝酸异山梨酯10 mg加硝苯地平10 mg口服。不能缓解时硝普钠25～50 mg加入5%葡萄糖注射液250～500 mL静脉滴注(避光),开始以每分钟10滴速度静脉滴注,根据病情逐渐增加剂量,直至症状缓解或收缩压不小于95 mmHg为止。用药过程严格监控血压变化,为避免血压下降也可在上述溶液中加多巴胺20 mg同时静脉滴注。

(4)血压偏低者硝酸甘油5 mg加多巴酚丁胺25 mg加入5%葡萄糖注射液250 mL缓慢静脉滴注,每分钟不超过30滴,随时观察血压及病情变化。

7.毛花苷丙(西地兰)0.2~0.4 mg加5%葡萄糖注射液10 mL缓慢静脉注射,必要时2~4小时后可再给0.2~0.4 mg。

8.地塞米松10~20 mg稀释后静脉注射或静脉滴注。

9.心律失常(期前收缩、短阵室速、房颤、房扑、室上性心动过速等)者详见心律失常【急救处理】要点。

10.急性心肌梗死详见急性心肌梗死【急救处理】要点。

十一、高血压危象和高血压脑病

高血压危象是高血压病人在某些诱发因素的影响下,周围小动脉发生暂时性强烈痉挛,引起血压急剧升高,并在短时间内发生重要生命器官(心、脑、肾)损害的一种临床危象;高血压脑病是因高血压病的病程中,血压突然急骤升高,脑部小动脉发生了强烈持续性痉挛和小动脉自动调节崩溃,致使脑循环发生急性障碍,发生脑水肿,颅内压增高,而引起的一系列神经系统症状。

【诊断要点】

1.血压突然升高达 200/120 mmHg 以上。

2.剧烈头痛、头晕、心悸、恶心、兴奋、出汗、面色苍白或潮红、视力模糊、四肢颤动等,甚至伴发心绞痛、急性心衰等。

3.急剧头痛伴呕吐、抽搐、黑蒙、意识障碍、失语、一过性偏瘫等,称为高血压脑病。

4.治疗反应敏感,当血压降至安全范围(160~170/100~110 mmHg),临床症状、体征在 1~2 小时内基本消失。

【急救处理】

原则：紧急降压，制止抽搐，控制脑水肿。

1.卧床、吸氧。

2.迅速平稳降压，切忌短时间内降压幅度过大。

(1)硝苯地平10 mg加硝酸异山梨酯片10 mg口服，一般5分钟后血压开始下降，15～30分钟即出现明显降压效果。也可用卡托普利25～50 mg口服。

(2)硝酸甘油5～10 mg加入5%葡萄糖注射液250 mL内以5～10 μg/分钟滴速静脉滴注，根据血压情况可增至20～80 μg/分钟(以5 mg为例，开始4～8滴/分钟，可增加到15～45滴/分钟)。

(3)硝普钠25～50 mg加入5%葡萄糖注射液250～500 mL内，以100 μg/mL(15～20滴/分钟)浓度静脉滴注，监测血压，随时调整滴速。

(4)酚妥拉明5～10 mg加10%葡萄糖注射液20 mL缓慢静脉注射，血压下降后，用10～20 mg加入5%葡萄糖注射液250 mL，以30滴/分钟静脉滴注维持降压效果。

(5)25%硫酸镁5～10 mL深部肌内注射。

(6)利血平1～2 mg肌内注射。

3.镇静制止抽搐：

(1)安定10～20 mg肌内注射。

(2)苯巴比妥钠0.1～0.2 g肌内注射。

4.迅速降颅压、控制脑水肿：

（1）20%甘露醇125 mL快速（30分钟内）静脉滴注，1次/6小时。

（2）呋塞米20～40 mg加10%葡萄糖注射液20 mL静脉注射。

（3）地塞米松10～20 mg静脉滴注或5 mg静脉注射。

5.改善脑代谢药（住院或稳定后用药）：

ATP 40 mg、辅酶A100 U、10%氯化钾10 mL、细胞色素C 30 mg（皮试）、普通胰岛素12 U加入10%葡萄糖注射液500 mL静脉滴注，1次/日。

十二、短暂性脑缺血发作(TIA)

TIA是指暂时性脑血循环障碍(脑动脉硬化致微血栓形成、微栓塞或脑血管痉挛)伴有局灶性表现的可逆性发作。反复发作TIA往往是脑梗死的重要危险因素。

【诊断要点】

1.突然发生局限性脑缺血征象,肢体无力或麻木、黑蒙(视力模糊或失明)、眩晕、恶心、呕吐、失语、共济失调等,依据受累血管部位不同而异。颈动脉系统TIA多表现为单侧(同侧)视觉或大脑半球症状;猝倒发作和短暂性全脑遗忘是椎-基底动脉系统TIA的特殊型。

2.起病急,症状及体征为短暂的可逆性发作,持续时间一般为数分钟至1小时,一般不超过24小时,恢复完全不遗留神经功能缺陷体征。

3.常反复发作,少则1～2次,多则数次至数十次。

4.必要的辅助检查(CT、磁共振、经颅彩色多普勒超声等)有助于排除其他病症和明确脑血管血供、内膜增厚、斑块形成和狭窄程度等。

【急救处理】

1.抗血小板药物：

（1）阿司匹林肠溶片75～150 mg／日，是预防卒中的标准治疗。

（2）氯比格雷（波立维）75 mg／日，抗血小板效果好，上消化道出血少。

2.脑血管扩张药：

（1）烟酸100 mg，口服，3次／日；罂粟碱30～60 mg，口服，4～6次／日。或烟酸200～300 mg或罂粟碱60～90 mg加入低分子右旋糖酐（皮试）250～500 mL静脉滴注，1次／日，7～10日为一疗程。

（2)川芎嗪40～80 mg加入5%葡萄糖注射液或低分子右旋糖酐250～500 mL静脉滴注，1次／日，7～10日为一疗程。

（3）尼莫地平20 mg，口服，2～3次／日。

3.病因治疗，如颈内动脉斑块、内膜增厚或动脉狭窄应口服他汀类如阿托伐他汀钙10～20 mg，1次／日。

4.抗凝治疗对老年人易并发出血，故要慎用。宜住院监测治疗。

十三、脑梗死

脑梗死是由于脑血管狭窄、闭塞或血栓形成，脑供血障碍使脑组织缺血、缺氧而引起坏死。临床上常见的有脑血栓形成（脑动脉硬化、管壁受损、管腔狭窄的基础上，血流缓慢、黏稠度高等因素形成脑血栓）和脑栓塞（来自脑外栓子，其中主要来自心源性的栓子，随血流进入脑动脉，阻断脑血流）。脑血栓形成和脑栓塞通称脑梗死。

【诊断依据】

1.脑血栓形成多见高龄脑动脉硬化症者；脑栓塞多见于风心病和冠心病有房颤者。

2.脑血栓形成常于睡眠中或安静休息时发病；脑栓塞动静态均可发病。

3.脑血栓形成常有先驱症状，病情多表现进展型；脑栓塞起病急骤，病情常于数秒钟内达到高峰。

4.脑血栓形成者多无明显的头痛、呕吐及意识障碍，偏瘫失语较明显；脑栓塞意识障碍相对重，可有意识很快好转继而又再加重的意识改变。

5.二者由于阻塞的血管和部位不同，可出现不同的局灶症状和体征。

6.头部CT和MRA扫描可确诊。

【急救处理】

1.一般处理：

头部放平,吸氧,保持呼吸道通畅,密切观察血压、脉搏、呼吸变化,及时做心电图检查。

2.降颅压(所有脑梗死者均有脑水肿,常在发病后2~5日为明显)：

(1)20%甘露醇125 mL快速静脉滴注,1次/6~8小时,连用3~5日。

(2)10%甘油果糖250~500 mL静脉滴注,2次/日。

(3)呋塞米20~40 mg静脉注射。

(4)地塞米松10~20 mg静脉滴注,1次/日,短期应用。

3.降低血液黏稠度,减少血小板聚集,改善脑循环灌注：

(1)低分子右旋糖酐(皮试)250~500 mL静脉滴注,1次/日,10~14日为一疗程。

(2)抗血小板药见TIA。

(3)川芎嗪40~80 mg(或脉络宁、银杏达莫注射液等),或丹参注射液20~30 mL加入5%葡萄糖注射液或低分子右旋糖酐250~500 mL静脉滴注,1次/日,10~14日为一疗程。

4.钙离子阻滞剂：

尼莫地平10~20 mg/次,2~3次/日。能有选择地扩张脑血管,防止脑缺血,降低脑梗死亡率。

5.溶栓抗凝宜入院后治疗。

☆1.一般经过1、2项处理应立即后送。

☆2.对脑出血或脑梗死诊断不明确时,应给予中性治疗,其处理原则为:

(1)既不用扩张血管、扩容或活血化瘀药,也不用止血药。

(2)选用脱水剂降颅压。

(3)适当抗自由基药物(维生素E、C)以减少缺血性损害。

(4)应用细胞代谢药以促进脑功能恢复。

十四、脑出血

脑出血是指脑的动脉、静脉、毛细血管破裂导致的脑实质出血。原发性脑出血多由高血压和动脉粥样硬化所致，其致残率和死亡率都很高。70%～80%为内囊出血，其次是脑桥和小脑出血。

【诊断要点】

1.好发于50岁以上中老年高血压病人。

2.常在用力或情绪激动时突然发病。

3.病情发展迅速，很快出现口齿不清、昏迷、偏瘫。

4.全脑症状明显，主要症状为头痛、呕吐、意识障碍、肢体瘫痪、失语等。

5.局灶性症状。

（1）基底节区出血：

常波及内囊。可出现"三偏"征，即病灶对侧偏瘫、偏身感觉障碍、偏盲；如出现病灶对侧凝视麻痹则称"四偏"。亦可出现失语、失用、记忆力障碍等。基底节区出血可分内侧型（意识障碍重）和外侧型（"四偏"症状明显）。

（2）脑桥出血：

交叉性或四肢瘫，多向病灶对侧凝视。常有高热、深昏迷及呼吸循环衰竭，双侧瞳孔呈"针尖样"缩小。

（3）小脑出血：

突感枕部剧痛，眩晕、步态蹒跚、共济失调、眼球震颤、频繁呕吐，很快昏迷。如压迫脑干、枕骨大孔疝形成，可突然死亡。

（4）脑室出血：

大多为脑实质出血破入脑室所致，很快昏迷，常出现去脑强直、四肢瘫、病理反射阳性和视丘下部症状，如高热、高血糖、尿崩症、应激性消化道出血等。

（5）丘脑出血：

①丘脑性感觉障碍，对侧肢体深浅感觉减退、感觉过敏或自发疼痛；

②丘脑性失语；

③丘脑性痴呆；

④出血破入脑室或至中脑，可出现垂直性凝视麻痹，表现为眼球向下凝视；

⑤影响到锥体外系可出现对策肢体多动。

【急救处理】

1.绝对卧床，保持安静，就地抢救，避免搬动。

2.随时观察生命体征：意识、瞳孔、呼吸、脉搏、血压、体温等，直至病情平稳。

3.吸氧,保持呼吸道通畅,昏迷者须侧卧或头部侧转,禁止仰卧防舌后坠。

4.保护头部,可将床抬高15度左右,应用冰帽或冰袋。

5.镇静:

(1)安定10 mg肌内注射;

(2)异丙嗪25～50 mg肌内注射(禁用对中枢有抑制作用的吗啡、哌替啶,苯巴比妥慎用)。

6.控制脑水肿,降低颅内压:

(1)20%甘露醇125 mL在30～40分钟内滴完,1次/6～8小时,可连续用7～15次。

(2)呋塞米20～40 mg,静脉注射。

(3)地塞米松10～20 mg静脉滴注,1次/日,短期应用。

7.调整血压(一般维持在150～160/90～100 mmHg为宜):

(1)25%硫酸镁10 mL深部肌内注射。

(2)利血平1 mg肌内注射,隔6小时可重复1次。

8.止血药:

酌情使用氨基己酸4～6 g或酚磺乙胺0.25～0.75 g加5%葡萄糖注射液250 mL静脉滴注。

9.及时入院处理。

十五、蛛网膜下腔出血

蛛网膜下腔出血是指脑的表面或(和)底部的血管破裂,血液直接进入蛛网膜下间隙,常见的原因有颅内血管畸形、颅内小动脉瘤、高血压、颅脑外伤等。

【诊断要点】

1.常迅速出现剧烈头痛、呕吐,或伴有意识障碍。在用力或情绪激动时突然发病。

2.老年人发病较轻或无头痛,但精神症状多较显著,脑膜刺激征可不明显。

3.青壮年人多见,脑膜刺激征明显,但肢体偏瘫等局灶性体征缺如或较轻,少数可有精神症状或癫痫发作。

4.腰穿脑脊液压力增高,呈均匀血性。

5.头颅 CT、MRI 与脑血管造影检查可明确诊断。

【急救处理】

1.绝对卧床休息,头部冷敷,保持大便通畅。

2.有剧烈头痛、烦躁不安者可给安定 10 mg 肌内注射或缓慢静脉注射(注意呼吸抑制),同时可选强止痛药。

3.血压高者可酌情口服硝苯地平片、硝酸异山梨酯片或利血平1 mg肌内注射。

4.降低颅内压、减轻脑水肿等处理(详见脑出血处理)。

5.止血治疗。急性期可选用如下药物:氨基乙酸4～6 g加入5%葡萄糖注射液500 mL静脉滴注,2次/日,连续7～10日后改口服;亦可用氨甲环酸(止血环酸)200～500 mg静脉滴注,1～2次/日,连用两周;或氨甲苯酸(对羟基苄胺)1 g加入5%葡萄糖注射液500 mL静脉滴注,2次/日,可连用两周。

6.解除脑血管痉挛。可选用尼莫地平20～30 mg,3次/日。

十六、糖尿病酮症酸中毒

糖尿病酮症酸中毒是由于体内胰岛素缺乏引起的糖、脂肪和蛋白质代谢紊乱,临床上主要表现为高酮血症、代谢性酸中毒和高血糖。

【诊断要点】

1.有糖尿病史,尤以1型糖尿病多见。常因各种感染、严重精神刺激、创伤、心脑血管病发作、胰岛素减量或中断胰岛素治疗而诱发。

2.症状出现食欲不振、恶心、呕吐、头痛、乏力、腹痛(严重者可误诊为急腹症)。体查有不同程度脱水,皮肤干燥、弹性差。也可有血压下降、心率加快、心律失常乃至昏睡、昏迷。

3.呼吸深快,呼出气体有烂苹果丙酮味。

4.实验室检查:血糖常增高在16.8~33.3 mmol/L(300~600 mg/dL)。尿糖、尿酮体阳性或强阳性。动脉血pH降低(<7.3),CO_2CP、PCO_2、HCO_3^-降低(<15 mmol/L)。血酮升高。

【急救处理】

1.补液原则:补液总量一般按体重(kg)的10%

估算,补液速度按先快后慢原则。先补等渗液,若无心脏禁忌可立即在开始1～1.5小时,以15～20 mL/(kg·小时)的速度静脉滴注生理盐水,紧接着可根据患者当时情况(脱水程度、电解质水平、尿量)选择其他液体补充。当血糖降至13.9 mmol/L(250 mg/dL)左右时,一定改输5%葡萄糖注射液并在葡萄糖注射液内加入普通胰岛素。一般24小时内液体量应输入4000～6000 mL,老年人、心肾功能不全者需做中心静脉压监测,液体量不宜过多。

2.胰岛素治疗:小剂量应用胰岛素是简便有效的方法,应建一条单独静脉通路。普通胰岛素按0.1 U/(kg·小时)或(5～7 U/小时)计算,加入生理盐水持续静脉滴注,较少引起脑水肿、低血糖、低血钾。也可用普通胰岛素50 U直接加入生理盐水500 mL内静脉滴注,以16滴/分钟的滴速持续滴注,即相当于6 U/小时。当血糖降至13.9 mmol/L(250 mg/dL)左右时改用5%葡萄糖注射液,按3～4 g糖加1 U胰岛素比例静脉滴注。胰岛素和葡萄糖用量要根据血糖水平及时调整。当患者能进餐、酮体转为弱阳性即可改为餐前皮下注射胰岛素治疗方案。

3.补钾:在大量补液和应用胰岛素后尿钾排出增加,血液中钾向细胞内转移,故应注意补钾。尿量在1500 mL/日以上时,24小时补钾6.0 g左右。在补钾后血钾仍不上升,需注意有无低镁,可肌内或静脉注射10%～25%硫酸镁10 mL,肾功能不良者慎用。

4.酸中毒治疗:轻、中度经输液、应用胰岛素治疗后即可自行恢复正常,酮体亦在胰岛素应用后停止产生,不需补碱。但当严重酸中毒致血 pH<7.1 时,可应用5% 碳酸氢钠50 mL 稀释至1.25%溶液静脉滴注以纠正。切不可应用乳酸钠,因酮症酸中毒时乳酸已处于较高水平。

5.积极治疗诱因及并发症。

十七、高渗性高血糖状态

高渗性高血糖状态(过去称高渗性非酮症糖尿病昏迷)的特点是血糖极高,血浆渗透压升高,伴有严重脱水及不同程度的意识障碍,没有明显的酮症酸中毒。是糖尿病常见急症,病死率高。

【诊断要点】

1.多见于老年非胰岛素依赖型糖尿病(2型糖尿病)患者或既往无糖尿病史者。大部分患者有明显诱因,如各种感染、手术及服用能增高血糖的药物、使用利尿药,或饮水不足、脱水等。

2.起病隐匿,表现如烦渴、多尿、无力,随着脱水加重出现反应迟钝、淡漠无欲。也可出现定向障碍、幻觉、不同程度的意识障碍,乃至昏迷。

3.明显脱水,皮肤弹性下降、眼眶凹陷、口唇干燥。血容量减少、心搏加快、血压下降。

4.血糖化验>33.3 mmol/L(600 mg/dL),少数人血糖化验可>44.4 mmol/L。血浆酮体正常或轻度升高。

【急救处理】

1.补液:纠正脱水和高渗状态。

(1)补液种类

一般最初 1 小时补充生理盐水 1000 mL,然后根据血压和血钠水平考虑补液种类,如血压正常,血钠>160 mmol/L,可适量补充 1/2 生理盐水。如有休克症状同时补充胶体液。当血糖下降到 16.7 mmol/L 时改用 5%葡萄糖注射液。

(2)补液量

一般按体重的 10%～12%估计脱水量。原则按先快后慢,最初 1～2 小时补液 1000～2000 mL。其余部分 24 小时内输入。注意心功能,观察尿量,必要时监测中心静脉压。

2.胰岛素:小剂量静脉滴注胰岛素,4～6 U/小时。胰岛素的用量应根据血糖水平,维持在 13.9～16.7 mmol/L 至少 24 小时。

3.补钾:当血钾<5.5 mmol/L 且有尿时,注意补钾,维持血钾在 4～5 mmol/L。

4.积极治疗并发症。

十八、低血糖症

低血糖症是糖尿病治疗过程中最常见,也是最重要的并发症,低血糖是指静脉血浆葡萄糖浓度低于2.8 mmol/L。临床表现为一系列交感神经兴奋和中枢神经系统功能紊乱的症状,严重者可出现昏迷。甚至是不可逆性脑损害或致死。

【诊断要点】

1.糖尿病史。

2.临床表现:

主要表现为由交感神经受刺激和肾上腺素大量释放所致的紧张、心悸、心动过速、出汗、苍白、畏寒、震颤、血压轻度增高等;神经精神症状为视力障碍、复视、嗜睡、意识模糊、行为改变、眩晕、木僵、运动失调、语言含糊、抽搐、轻度偏瘫,最后导致昏迷,甚至致死。

3.静脉血浆葡萄糖浓度≤2.8 mmol/L。

【急救处理】

1.自救。立即口服糖水、含糖高的饮料或以碳水化合物为主的食物(如馒头、饼干等)。

2.50%葡萄糖注射液40～60 mL静脉注射。为防再发,需静脉滴注10%葡萄糖注射液维持。

3.中、重度低血糖昏迷救治后立即后送医院,治疗可能出现的并发症。

4.预防。祛除诱因,调整治疗用药量。

十九、上消化道出血

【诊断要点】

1.病因诊断

溃疡病、急性胃黏膜病变、胃黏膜脱垂、食管贲门黏膜撕裂综合征;胃癌及其他肿瘤;肝硬化并发食管与胃底静脉曲张;十二指肠炎、胰腺疾病、胆道出血等。

2.呕血与黑便

是上消化道出血特征性表现。黑便者可无呕血,呕血者必有黑便。出血量10 mL以上,大便隐血试验阳性;出血量60 mL以上表现为黑便;出血量250~300 mL出现呕血;出血量1000 mL以上出现全身症状,如头晕、出汗、四肢冰冷、心悸、血压下降和晕厥等。

3.体征

肝硬化合并食管及胃底静脉曲张出血伴脾大、腹水、蜘蛛痣等;胃癌出血伴消瘦、锁骨上淋巴结肿大、腹部可触及包块等;溃疡病出血有上腹部疼痛及压痛;胆道出血伴黄疸、胆囊肿大等。

【急救处理】

1.一般治疗

保持呼吸道通畅,避免血液吸入气管。少搬动,随时观察神志、血压、脉搏、呼吸及出血量。

2.补充血容量

立即建立静脉通道,迅速补充血容量,维持电解质平衡。

3.非食管及胃底静脉曲张破裂引起上消化道出血的治疗

(1)等渗冰盐水(维持在4℃)250 mL一次性灌注,维持15~30分钟,然后抽出,可连续4~5次。

(2)去甲肾上腺素8 mg加冰盐水100 mL,经胃管注入胃内,30分钟后抽出,1次/小时。

(3)5%孟氏液(Monsell溶液)30 mL从胃管注入喷洒。

(4)抑酸药:

①西咪替丁400 mg加入生理盐水250 mL静脉滴注。

②奥美拉唑40 mg静脉注射或加入生理盐水250 mL静脉滴注维持(约13滴/分钟)。

(5)凝血酶2000~4000 U加生理盐水50 mL,胃内灌注,1次/30分钟;巴曲酶2~3 U,静脉注射、肌内注射或皮下注射;酚磺乙胺(止血敏)0.25~0.75 g加入5%葡萄糖注射液静脉滴注。

4.食管胃底静脉曲张破裂引起上消化道出血的

治疗

(1)垂体后叶素40 U加入5%葡萄糖注射液,快速静脉滴注,必要时可重复。

(2)生长抑素250 μg静脉注射,继以250 μg/小时持续静脉滴注。

(3)生长抑素8肽(善得定)100 μg静脉注射,继以25～50 μg/小时持续静脉滴注。

(4)三腔二囊管压迫止血。

(5)后送医院,考虑手术治疗等。

二十、哮喘急性发作

【诊断要点】

1.极度呼气性呼吸困难。

2.可有意识障碍、口唇发绀、四肢湿冷,呼吸频率常在30次/分钟以上。

3.双肺可闻及弥漫性减弱的哮鸣音或呼吸音几乎听不清(寂静胸),心率>120/分钟,可有奇脉,严重者可有血压下降。

【急救处理】

1.吸氧:流量通常为2～3 L/分钟。

2.β肾上腺素受体激动剂:

(1)沙丁胺醇气雾剂吸入0.1～0.2 mg(即喷吸1～2次),必要时每20分钟重复一次。

(2)0.5%沙丁胺醇(万托林)雾化溶液0.5～1 mL加生理盐水2 mL雾化吸入。

(3)沙丁胺醇0.4 mg,皮下注射或肌内注射。

(4)特布他林(博利康尼)0.25 mg静脉注射,15～30分钟效果不明显可重复,4小时总量不超过0.5 mg。

3.M胆碱受体拮抗剂:异丙托溴铵(异丙阿托品)气雾剂吸入,20～80 μg/次(每喷 20 μg)。

4.糖皮质激素:

(1)氢化可的松 100～200 mg 加入 0.9%氯化钠注射液 250 mL 静脉滴注,3～4 次/日。

(2)或地塞米松 5～10 mg 静脉注射,2 次/日。

(3)以上药物均于 3 天后减量,改为口服泼尼松,疗程 7～10 日。

5.氨茶碱 0.25 g 加入 0.9%氯化钠注射液 250 mL 中,静脉滴注(30 分钟滴完),继续用氨茶碱 0.25～0.5 g 加入 5%葡萄糖注射液 250 mL,缓慢静脉滴注 6～8 小时,每天总量不超过 1 g。监测血浓度维持在 10～15 mg/L,缓解后减量或改口服。

6.肾上腺素(β 受体激动剂可松弛支气管平滑肌):在重症哮喘危及生命时,可用 0.1%肾上腺素 0.2～0.5 mL 皮下注射。高血压、心脏病患者禁用。

7.补液:根据失水及心脏情况补等渗液 2000～3000 mL/日。

8.其他治疗:氧疗、祛痰、抗感染、纠正电解质紊乱及酸碱平衡等。

二十一、急性酒精中毒

【诊断要点】

1.有过量饮酒史。

2.呼气及呕吐物有乙醇气味。

3.临床表现：

中毒表现与饮酒量及个体耐受性有关。临床上分为三期：

（1）兴奋期

血乙醇浓度>500 mg/L。表现为面色潮红或苍白，兴奋、欣快多语，情绪不稳，喜怒无常，粗鲁无礼或有攻击行为，可有呕吐及上消化出血。

（2）共济失调期

血乙醇浓度>1500 mg/L。表现为肢体动作不协调，出现步态不稳、动作笨拙、说话不清、语无伦次、视物模糊，以及恶心、呕吐等。

（3）昏睡期

血乙醇浓度>2500 mg/L。患者进入昏迷状态，且有鼾声，瞳孔散大、昏睡，严重者昏迷，可有大小便失禁、呼吸减慢、血压下降，严重时可出现呼吸、循环衰竭危及生命。

【急救处理】

1.轻症仅需静卧、保暖,适量饮茶。

2.兴奋躁动者适当对其约束,共济失调者应严格限制行动,以免跌倒摔伤。过度兴奋和惊厥者,可用西地泮5～10 mg肌内注射。

3.催吐、洗胃、导泻对饮酒过量并于短期内就诊者有一定的作用。洗胃可用生理盐水、1%碳酸氢钠或0.5%药用碳混悬液。

4.重症者给予10%～20%葡萄糖注射液,每4 g葡萄糖加1 U胰岛素静脉滴注,同时肌内注射维生素 B_1、维生素 B_6 和烟酸各100 mg,可促进乙醇在体内氧化,达到解毒目的。

5.对意识障碍者可用盐酸纳洛酮0.4～0.8 mg静脉注射,有促醒作用。重度中毒者首次剂量可用0.8～1.2 mg。也可加入10%葡萄糖注射液250 mL中静脉滴注。

6.对症处理脑水肿、肺水肿等。

(1)昏睡者可用中枢兴奋药苯甲酸钠咖啡因0.2～0.5 g或哌甲酯(利他林)20～40 mg肌内注射。

(2)呼吸抑制者可用呼吸兴奋药洛贝林、尼可刹米,并及时给氧。

(3)20%甘露醇125 mL快速静脉滴注,呋塞米20～60 mg静脉注射可快速减轻脑水肿、肺水肿等。

7.上述治疗无效的危重病例应及早送医院,行血液净化治疗。

二十二、一氧化碳中毒

【诊断要点】

1.病人有明显的一氧化碳接触病史。

2.临床表现与血液碳氧化血红蛋白(COHb)浓度有关,分轻、中、重度三种临床类型:

(1)轻度中毒

血液 COHb 浓度达 10%～20%。表现为头痛、头晕、耳鸣、恶心、呕吐、心悸、无力、站立不稳、视物模糊。

(2)中度中毒

血液 COHb 浓度达 30%～40%。皮肤及黏膜可呈樱桃红色,上述症状加重,出现兴奋、运动失调、幻觉、视力减退、意识模糊或浅昏迷。

(3)重度中毒

血液 COHb 浓度达 30%～50%。出现抽搐、深昏迷,可出现大小便失禁、低血压、心律失常和呼吸衰竭。

3.实验室检查:血液 COHb 定性阳性。

【急救处理】

1.尽快撤离有毒现场,转移至空气清新环境。

2.松开衣领,保持呼吸道畅通,高浓度吸氧,5～10 L/分钟;呼吸抑制可肌内注射呼吸兴奋剂尼可刹米、洛贝林。

3.防治脑水肿。严重一氧化碳中毒后,24～48小时脑水肿达高峰,尽早治疗是关键。

(1)20%甘露醇125 mL快速静脉滴注(30分钟滴完)。

(2)50%葡萄糖注射液50 mL静脉注射。

(3)呋塞米20～40 mg静脉注射。

(4)地塞米松10～15 mg静脉注射或加入10%葡萄糖注射液250 mL静脉滴注。

(5)抽搐者可用西地泮5～10 mg肌内注射

4.盐酸纳洛酮2 mg加入5%葡萄糖注射液250 mL静脉滴注,可减少或防止迟发性脑病的发生。

5.脑细胞保护药,如三磷酸腺苷、辅酶A、细胞色素C和大剂量维生素C等。

6.病情严重者,应及早送医院对症处理。如高压氧治疗等。

二十三、安眠镇静药物中毒

【诊断要点】

1.大剂量服用安眠镇静药物史。

2.服药剂量不同,症状轻重不一。临床表现为:嗜睡、语言不清、眼球震颤、意识模糊、共济失调、定向力差;昏睡、浅昏迷乃至深昏迷;呼吸浅慢甚至停止、血压下降、体温不升;可并发脑水肿、肺水肿及急性肾功能衰竭等。

3.血、胃、尿液中检出安眠镇静药成分。

【急救处理】

原则:维持呼吸、循环和脑功能,防止并发症。

1.立即饮温水 300~500 mL,用手指、压舌板或勺把刺激患者咽后壁或舌根部诱发呕吐,反复重复直至胃内容物完全呕出为止。

2.导泻,一般于洗胃后,用20%硫酸钠15 g溶于水中,口服或经胃管注入。导泻不易用硫酸镁,因硫酸镁可加重中枢抑制、心律失常和肾功能衰竭。

3.盐酸纳洛酮0.4~0.8 mg静脉注射,促进意识恢复。重度中毒者首次剂量可用0.8~1.2 mg。也可加入 5%～10% 葡萄糖注射液 250 mL 中静脉滴注。

4.强化利尿及改变尿液酸碱度。

(1)20%甘露醇 125 mL 快速静脉滴注。

(2)呋塞米 40～80 mg 静脉注射,促进毒物排出。

(3)5%碳酸氢钠 100～200 mL 静脉滴注,使尿 PH 值达 8.0,可加速弱酸性毒物排出。

(4)静脉应用大剂量维生素 C,使尿 PH 值小于5.0,有利于弱碱性毒物排出。

5.特效解毒药。氟马西尼是苯二氮䓬类特异性拮抗剂,可给予 0.2 mg 缓慢静脉注射,必要时重复给药,总量可达 2 mg(可用于地西泮、硝西泮、氟西泮、利眠宁、阿普唑仑、三唑仑等中毒,巴比妥类及吩噻嗪类目前尚无特效解毒药)。

6.可给予中枢兴奋药贝美格(美解眠)50～100 mg 加入 5% 葡萄糖注射液 250 mL 中静脉滴注。发生呼吸衰竭时可用尼可刹米(可拉明)、洛贝林。

7.对症处理:中枢抑制较重时可应用苯丙胺、安钠咖等,主要针对吩噻嗪类中毒;血压低者酌情使用间羟胺(阿拉明)或去甲肾上腺素(正肾素);心律失常首选胺碘酮。

8.严重中毒者及早送达医院,行血液净化治疗。

二十四、输液反应

【诊断要点】

1.多为药物不纯或配伍不当以及细菌污染等致热源所致。

2.多在输液后15分钟到1小时内发生,临床表现为突然感到畏寒、全身发抖,继之高热,体温可达38~40 ℃。可伴随出冷汗、面色苍白、手脚发凉,并有头痛、恶心、呕吐,大多在数小时内复原,一般无严重后果。

3.过高热可引起虚脱甚至休克,继而危及生命。

【急救处理】

1.停止原液输注,更换液体保留静脉通路,注意保暖。

2.对症处理:

(1)异丙嗪(非那根)25 mg,肌内注射,寒战严重者10%葡萄糖酸钙10 mL缓慢静脉注射。

(2)地塞米松10 mg静脉注射。亦可静脉注射山莨菪碱10 mg观察治疗。

(3)及时物理或药物降温。

3.休克者可用间羟胺(阿拉明)10 mg 或多巴胺20 mg 加入0.9%氯化钠注射液250 mL 中缓慢静脉滴注。

5.症状好转后仍持续发热者,多考虑为菌血症,应积极住院治疗,查明原因。

二十五、呼吸道异物

喉、气管、支气管异物,通称呼吸道异物。多见于5岁以下儿童,成人偶有发生(尤以老年人为多)。

【临床表现】

1.喉部异物

突然发生剧烈呛咳,憋气及发绀,严重者多不及时就诊而窒息死亡。

2.气管异物

异物通过喉腔时,突发剧烈呛咳,憋气和发绀。少顷,异物坠入气管,可出现一平静的间歇期。异物随呼吸上下游动,常有阵发性剧咳、呼吸困难和发绀等,异物较大时,可发生窒息。典型体征:气喘样哮鸣(气流通过异物阻塞空隙发出的异常呼吸音);异物拍击声(异物随呼吸上下游动冲击声门下区产生的拍击声)。

3.支气管异物

位于右侧较多。因右主支气管向右偏斜角度小,管径较粗,异物可经气管顺势而下。临床可有以下不同类型:

(1)不全阻塞型 呼吸气流通过异物,可有阵发性呛咳或轻微干咳。

（2）活瓣状阻塞型　随呼吸管腔缩窄和扩张，可导致肺气肿或者肺不张。

（3）完全阻塞型　易形成阻塞性肺不张。

【诊断要点】

1.异物吸入史，了解异物的性质、大小与发病时间。

2.突然呛咳和憋气，而后常有阵咳。反复发生的肺炎、肺不张、肺气肿或迁延性肺炎治疗效果不佳者应想到有气道异物的可能性。

3.有气喘样哮鸣，听诊有异物拍击音（听诊器置于颈前气管处），一侧肺呼吸音减弱或消失等。

4.X光、直接喉镜和纤维喉镜检查确诊。

【急救处理】

1.Heimlich（海姆立克）手法（是美国Heimlich教授1974年在情急之中无意间发现的急救食物、异物卡喉梗塞的一种精练手法）：施救者环抱患者腰部，一手握拳，拇指对准腹部（剑突与肚脐之间），另一手紧握此手腕部，迅速斜上方猛压（冲击），每次猛压均为一次独立的动作，可反复，直至异物排出（该手法较适合成人）；儿童较适合背部叩击法，见下图。

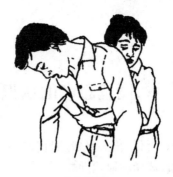

Heimlich手法

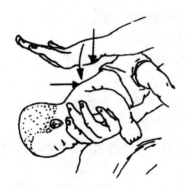

背部叩击法

2.喉部及声门下异物,在直接喉镜下用喉钳取出。

3.喉部异物、呼吸困难严重者,应立即做环甲膜穿刺或气管切开。

4.在积极采取措施的同时,尽早送医院行直接喉镜、气管镜、支气管镜取出。

二十六、高危患者的认识及抢救

知识、责任、信心是成功抢救病人的关键;时间就是生命,选择就地就近救治。

1.高危患者的正确评估

(1)正确评估指标:

①生命体征的不稳定;

②极度烦躁,不能言语;

③意识丧失;

④四肢冰冷,大汗淋漓。

(2)临床表现:

①胸痛　表现濒死感、大汗淋漓、窒息、极度呼吸困难等。

②晕厥　先出现头晕而后意识丧失,一般不超过10秒钟。

③哮喘　瞬间出现严重发绀,80%为支气管痉挛所致。

④肺栓塞　表现为呼吸困难伴晕厥(肺栓栓入主干所致)。

2.院前急救原则与措施

(1)原则:

先就地抢救再后送,就地抢救成功平稳后,再后送就近医院。

(2)基本措施:

①胸痛:测血压、心电图检查等。硝酸酯类、吗啡或哌替啶、阿司匹林、β受体阻滞剂药物应用。

②晕厥:测血压、心率(晕厥→心率下降→心律失常→心脏骤停等)。使用药品:肾上腺素或阿托品或异丙肾上腺素或盐酸利多卡因。

③哮喘:激素、平喘药,氧气。

④心肺复苏:

a.人体对缺血的耐受时间:

大脑4~6分钟;小脑10~15分钟;延脑20~25分钟;交感神经节60分钟;肝细胞1~2小时;肺组织更长……

b.心脏猝死指标:

心脏停搏10~15秒钟,呼吸断续或叹息;20~30秒钟呼吸停止;45秒钟出现发绀;1~2分钟瞳孔散大……

c.基础生命支持:

☆呼叫急救系统,就地平卧。

☆CABD急救程序:C胸外按压(100次/分钟以上,按压深度3~5 cm以上)→A开放气道→B人工呼吸(8~10次/分钟)→D除颤(无除颤器时可拳头叩击)→同时给药。

d.急救药品:

肾上腺素、阿托品、起搏为抢救心脏停搏使用的三大法宝,在抢救中所使用的液体最好为生理盐水(等张液);给药途径:静脉→气管→骨髓腔。

肾上腺素 标准剂量 1 mg,静脉直接推注,间隔 3～5 分钟,无效提升剂量 1 mg→3 mg→5 mg;弹丸注射一次最大量 5 mg;体重调节:0.1 mg/kg 加入液体中后送,静脉滴注开始 1 μg/(kg·分钟),逐渐调至 3～4 μg/(kg·分钟);气管给药是静脉的 2～2.5 倍(注意应稀释后注射)。

利多卡因(若有胺碘酮可首选,见心脏骤停与复苏) 室颤及无脉性室速,1～1.5 mg/kg 的大剂量一次性静脉注射,3～5 分钟给予一次 0.5～0.75 mg/kg 的冲击量,总量不超过 3 mg/kg,1 小时内不超过 200～300 mg。

阿托品 提高心率,1 mg 静脉注射,也可气管内注射,3～5 分钟重复一次。

异丙肾上腺素 高度房室传导阻滞的临时用药,1 mg 加入 500 mL 生理盐水或 5% 葡萄糖注射液中,根据心率调整速度。

多巴胺 维持血压,剂量 5～20 μg/(kg·分钟),最佳剂量 10～15 μg/(kg·分钟);若剂量大于 20 μg/(kg·分钟),血压仍不回升,应改为去甲肾上腺素。

尼可刹米、洛贝林 呼吸兴奋剂,自主呼吸恢复及严重的呼吸抑制时应用。两药物每 20 分钟交替推注。

二十七、常见急救药品使用说明

通用名	别名	规格	作用与用途	使用方法	备注
去甲肾上腺素	正肾	2 mg/1 mL；10 mg/2 mL	★主要兴奋α受体，明显增加周围血管阻力。用于急性心梗及其他低血压等循环衰竭的临时急救；★能使局部血管收缩，可用于急性上消化道出血。	①升压：1 mg加入生理盐水 10 mL 静脉注射或 2～4 mg加入 5%葡萄糖注射液 250 mL 静脉滴注，根据血压调整滴速；②急性上消化道出血：1～3 mg适当稀释至 100～200 mL液体，分次口服治疗上消化道出血。	切勿肌内注射或皮下注射；心衰、完全性房室传导阻滞禁用。
肾上腺素	副肾	1 mg/1 mL	★兼有兴奋α受体和β受体作用。用于心脏骤停的抢救、过敏性休克、支气管痉挛引起的呼吸困难。	①过敏性休克：0.5～1 mg皮下或肌内注射；0.5 mg加入 0.9%氯化钠注射液 10 mL 静脉注射。	过量可引起呕吐、抽搐；迟发性中毒反应。

续表

通用名	别名	规格	作用与用途	使用方法	备注
				②支气管哮喘:皮下注射 0.25~0.5 mg,3~5 分钟见效,必要时 4 小时可重复注射 1 次。③心脏骤停:1 mg 静脉注射,无效可每隔 3~5 分钟静脉注射 1 mg,也可生理盐水稀释后气管内滴注。但最大量(成人)不超过 12 mg。	
间羟胺	阿拉明	10 mg/1 mL	★拟肾上腺素药,主要兴奋α受体,肌内注射后可持续 4 小时,用于各种低血压休克辅助用药。	5~10 mg 肌内注射或皮下注射;10~20 mg 静脉注射或多巴胺、间羟胺各 20 mg 加入 5%葡萄糖注射液 250~500 mL 静脉滴注,根据血压调整滴速。	不可突然停药,连用不超过 3 天。
多巴胺		20 mg/2 mL	★激动β₁受体,一定的α受体激动作用。用于各种低血压休克辅助用药。	10~20 mg 静脉注射或多巴胺、间羟胺各 20 mg 加入 5%葡萄糖注射液 250~500 mL 静脉滴注,根据血压调整滴速。	过量可引起呼吸加速、心律失常;仅供静脉内应用。

续表

通用名	别名	规格	作用与用途	使用方法	备注
多巴酚丁胺		20 mg/2 mL	★选择性心脏 β_1 受体兴奋剂,降低全身动脉血管阻力,增加心排出量,对心率影响较小。用于心排出量低和心率慢的心衰病人。	20 mg 加入 5% 葡萄糖注射液 250 mL 缓慢静脉滴注(5~10 μg/kg)。	
阿托品		0.3 mg/片;0.5 mg/1 mL;1 mg/1 mL;5 mg/1 mL	★抗胆碱药,能阻断 M 胆碱受体,解除平滑肌痉挛及迷走神经对心脏的抑制,加快传导,使心跳加快。大剂量时可扩张周围和内脏血管,局部血流灌注增加。用于感染中毒性休克;各种内脏绞痛;窦性心动过缓等。	0.3 mg,口服,3次/日;0.5~1 mg 皮下、肌内注射;0.5~1 mg 加入 5% 葡萄糖注射液 10 mL 缓慢静脉注射(根据心率调整推进速度),每 15~30 分钟 1 次,无效可加大剂量。	青光眼禁用。

续表

通用名	别名	规格	作用与用途	使用方法	备注
地西泮	安定	10 mg/2 mL	镇静、安神。	10 mg肌内注射或加入5%葡萄糖注射液10 mL缓慢静脉注射(不少于2分钟)。	
苯巴比妥钠	鲁米那钠	0.05g/支；0.1g/支；0.2g/支	镇静、抗惊厥。	0.1~0.2 g/次，肌内注射，必要时4~6小时可重复。0.1~0.2 g加注射用水10 mL，缓慢静脉注射。	肝肾功能减退慎用。严重肺功能不全禁用。
普罗帕酮	心律平	35 mg/10 mL；70 mg/20 mL	★明显抑制0相上升速率，显著减慢传导。可用于室上性心动过速、阵发性室速。	70 mg加入10%葡萄糖注射液20 mL缓慢静脉注射；70 mg加入10%葡萄糖注射液250 mL缓慢静脉滴注(0.3 mg/分钟)。	心衰、心动过缓、传导阻滞禁用。
利多卡因		100 mg/5 mL	★延长浦肯野纤维有效不应期，减慢传导。主要用于急性室性心律失常(室性心动过速、室颤)并可降低急性心梗病人室颤发生率。	50~100 mg直接静脉注射，1~2分钟注射完毕，必要时5~10分钟可重复静脉注射50 mg；有效后100 mg加入5%葡萄糖注射液100 mL静脉滴注(20~50滴/分钟，1小时总量不超过300 mg)。	传导阻滞、过敏者禁用。

续表

通用名	别名	规格	作用与用途	使用方法	备注
维拉帕米	异搏定	5 mg/2 mL	★钙拮抗剂，阻滞窦房结和房室结等慢反应细胞 Ca^{2+} 内流，降低 0 相上升速率，除极坡度降低，从而降低自律性，延缓传导。用于快速阵发性室上速转复；房颤、房扑心室率的控制。★严重心功能不全慎用或禁用；本品有负性肌力与延缓房室传导作用，故禁与β阻滞剂合用。	5～10 mg加入5%葡萄糖注射液20 mL缓慢静脉注射（不少于2分钟），疗效不佳15～30分钟后可重复一次；每小时5～10 mg加入5%葡萄糖注射液或生理盐水250 mL静脉滴注〔静脉滴注维持量 1～5 μg/(kg·分钟)〕，一日不超过 50～100 mg。	哮喘者慎用。

续表

通用名	别名	规格	作用与用途	使用方法	备注
胺碘酮		150 mg/2 mL	★严重心功能不全慎用或禁用;本品有负性肌力与延缓房室传导作用,故禁与β阻滞剂合用。延长浦肯野纤维有效不应期,减慢传导。可用于利多卡因治疗无效的严重心律失常(室速、室颤的预防;室上速、房颤、房扑)。	150 mg缓慢静脉注射(不少于10分钟),无效15分钟后再注射150 mg,然后1 mg/分钟静脉滴注6小时,0.5 mg/分钟静脉滴注18小时,24小时不超过1500 mg。	
美托洛尔		5 mg/5 mL	β受体阻滞剂。用于室上性快速心律失常。	5 mg加入5%葡萄糖注射液10~20 mL缓慢(5分钟)静脉注射,必要时可重复,15分钟总量不超过15 mg。	Ⅱ度、Ⅲ度房室传导阻滞、低血压、哮喘、窦过缓禁用。静脉注射收缩压<100 mmHg或心率<60次/分钟终止。

续表

通用名	别名	规格	作用与用途	使用方法	备注
尼可刹米	可拉明	0.25g/1 mL；0.375g/1.5 mL	★直接兴奋呼吸中枢，用于各种原因引起的呼吸抑制。	皮下、肌内或静脉注射：0.25~0.5 g；静脉滴注：0.5~3.0 g加入500 mL生理盐水或5%葡萄糖注射液中。	过量可引起心律失常、血压升高。
二甲弗林	回苏灵	8 mg/2 mL	★对呼吸中枢有强烈的兴奋作用。用于各种原因引起的呼吸抑制。	肌内注射：一次8 mg；静脉注射：8~16 mg加入5%葡萄糖注射液10~20 mL缓慢注射；静脉滴注：16~32 mg加入5%葡萄糖注射液250 mL。	过量可引起心律失常。
洛贝林		3 mg/1 mL	兴奋颈动脉窦和主动脉体化学感受器而反射性兴奋呼吸中枢。对迷走神经中枢和血管运动神经中枢也同时有反射性兴奋作用。	皮下、肌内注射：3~10 mg（极量1次20 mg，1日50 mg）；缓慢静脉注射：1次3 mg，极量1次6 mg。	过量可引起心动过速、传导阻滞、呼吸抑制甚至惊厥。

院前实用急症抢救手册

续表

通用名	别名	规格	作用与用途	使用方法	备注
贝美格	美解眠	50 mg/10 mL	主要兴奋脑干、直接兴奋呼吸中枢和血管运动中枢。用于解救巴比妥类、水合氯醛等药物中毒。	50 mg加入5%葡萄糖注射液250 mL静脉滴注；缓慢静脉注射，每3～5分钟注射50 mg。	注射量大、速度快可引起肌肉震颤及惊厥。
硝酸甘油		5 mg/1 mL	★作用于小静脉，扩张容量血管，降低心脏前负荷；并能扩张较大动脉，包括冠状动脉，减轻心脏后负荷及冠脉侧支循环，改善心肌供血。用于心绞痛、心梗、隐匿性充血性心衰、控制高血压。	5～10 mg加入5%葡萄糖注射液250 mL缓慢静脉滴注（根据病情调整滴速，正常8～10滴/分钟）。	心梗伴血压低、颅内压增高者禁用。

续表

通用名	别名	规格	作用与用途	使用方法	备注
单硝酸异山梨酯		20 mg、25 mg/支	★直接作用于平滑肌,扩张冠状动脉及外周动静脉,减轻心脏前后负荷,降低心肌耗氧量,改善心肌血供。用于心绞痛,心梗及慢性心衰的治疗。	20～50 mg 加入5%葡萄糖注射液250 mL缓慢静脉滴注(根据病情调整滴速)。	
甲磺酸酚妥拉明		10 mg/1 mL	★周围血管扩张药。降血压,治疗左心衰减轻心脏负荷。	10 mg 加入5%葡萄糖注射液250 mL 静脉滴注(30～45 滴/分钟左右),根据病情调整。	
去乙酰毛花苷	西地兰	0.4 mg/2 mL	★毛花洋地黄叶中提取的快速类强心苷。用于急性心衰伴肺水肿、慢性心衰加重、室上速、房颤。	0.2～0.8 mg 加入5%葡萄糖注射液10～20 mL缓慢静脉注射,24小时内不超过1.6 mg。	获得疗效后地高辛维持。

续表

通用名	别名	规格	作用与用途	使用方法	备注
呋塞米	速尿	20 mg/2 mL	★抑制髓袢升支对氯离子的重吸收而增加尿量。治疗水肿性疾病、急性左心衰、急性肾功能衰竭，降颅压。	根据病情需要，20～40 mg缓慢静脉注射，必要时可重复，1日量可增至120 mg。	注意电解质紊乱、体位性低血压。
甘露醇		20%250 mL	★提高血浆渗透压，组织中的水回吸血管而脱水；肾髓袢降支和集合管对水重吸收减少而利尿；扩张肾血管可防止急性肾衰。主要用于脑水肿和青光眼的治疗。	125 mL/次，静脉滴注，30分钟内滴完，必要时4～6小时可重复。出现结晶后请在温水中溶解后使用。	大剂量可损害肾血管，药液不可漏出血管外。
利血平		1 mg/1 mL	★降低外周血管阻力。用于高血压危象治疗。	0.5～1 mg，肌内注射。	

续表

通用名	别名	规格	作用与用途	使用方法	备注
25%硫酸镁		2.5g/10 mL；1g/10 mL	★ mg^{2+}有抑制中枢神经系统、血管平滑肌及心肌的作用,注射可引起血压下降和心率减慢。用于高血压脑病、妊娠高血压征、先兆子痫、早产。 ★ 过量可引起血压剧降及呼吸麻痹,氯化钙或葡萄糖酸钙可解救。	①1～2.5 g可作深部肌内注射；②妊娠高血压征、先兆子痫：2.5～4 g加入5%葡萄糖注射液20 mL,5分钟内缓慢静脉注射。	老年患者慎用。
异丙嗪	非那根	50 mg/2 mL	★ 镇静、催眠、抗过敏。	25～50 mg 肌内注射。	
地塞米松	氟美松	2 mg/1 mL；5 mg/1 mL	过敏性与自身免疫性疾病。	5～10 mg肌内注射、静脉注射或10～20 mg加入5%葡萄糖注射液静脉滴注。	避免长期大量用药,应逐渐减量至停药。

续表

通用名	别名	规格	作用与用途	使用方法	备注
沙丁胺醇		气雾剂(28 mg/支);注射液 0.4 mg/支	★β₂受体激动剂,能选择性激动支气管平滑肌的β₂受体,扩张支气管。用于支气管哮喘或喘息型支气管炎伴支气管痉挛。	对准咽部吸气时喷入,1~2 喷 (0.1~0.2 mg)/次,24 小时内不宜超过8喷。0.4 mg加入5%葡萄糖注射液20 mL缓慢静脉注射;0.4 mg加入5%葡萄糖注射液250 mL静脉滴注;0.4 mg肌内注射。	剂量过大,可引起心动过速和血压波动。
特布他林	博利康尼	0.25 mg/支;气雾剂 50~100 mg/瓶 (200~400 喷)	★β₂受体激动剂,能选择性激动支气管平滑肌的β₂受体,扩张支气管。用于支气管哮喘或喘息型支气管炎伴支气管痉挛。	0.25 mg 静脉注射,15~30分钟效果不明显可重复注射一次,4 小时中总量不超过0.5 mg。 每喷 0.25 mg。	

续表

通用名	别名	规格	作用与用途	使用方法	备注
氨茶碱		0.25g/10 mL,0.25/2 mL	★解除支气管平滑肌痉挛。用于支气管哮喘,心源性哮喘。	静脉注射:0.125~0.25 g加入5%葡萄糖注射液20~40 mL缓慢注射,不得少于10分钟,极量一次0.5 g;静脉滴注:0.125~0.25 g加入5%葡萄糖注射液250 mL缓慢滴注,0.5~1 g/日。	过快可引起心律失常、血压下降、惊厥甚至猝死;不可与维生素C、皮质激素合用。
低分子右旋糖酐		15g、25g/250 mL;30g、50g/500 mL(含葡萄糖5%或氯化钠0.9%)	★能提高血浆胶体渗透压,吸收血管外的水分而补充血容量,维持血压。血浆及血浆代用品。	每次250~500 mL静脉滴注。抗休克时滴注速度20~40 mL/分钟,15~30分钟注入500 mL。	用前要做皮试。

续表

通用名	别名	规格	作用与用途	使用方法	备注
盐酸纳洛酮		0.4 mg/支	急性阿片、酒精中毒所致昏迷；急性安眠药中毒的促醒等。	每次 0.4～0.8 mg 皮下注射或肌内注射；成人阿片类药物过量，首次可静脉注射 0.4～2 mg，若呼吸功能改善不明显，可间隔 2～3 分钟重复给药；静脉滴注，2 mg 加入 5% 葡萄糖注射液 250～500 mL 缓慢静脉滴注。	心功能不全或高血压者慎用。
垂体后叶素		5U/1 mL；10U/1 mL	★可用于食管及胃底静脉曲张破裂出血。	5～10 U 加入 5% 葡萄糖注射液 250 mL 缓慢静脉滴注；10 U 加入 5% 葡萄糖注射液 20 mL 缓慢静脉注射（极量20 U）。	过敏反应史者禁用；高血压、冠心病、心衰、肺心病慎用。

通用名	别名	规格	作用与用途	使用方法	备注
凝血酶		1000U/支；2000U/支	★具有类凝血酶样作用及类凝血酶作用。促进出血部位的血小板凝集，释放一系列凝血因子。	每次 1000～2000 U,静脉注射、肌内注射或局部应用。	
酚磺乙胺	止血敏	0.25g/2 mL	★防治手术前后出血、血小板及血管脆性增加引起的出血,呕血、尿血等。	肌内注射或缓慢静脉注射：1 次 0.25～0.5 g, 2～4 次/日；静脉滴注：0.25～0.75 g 加入 5%葡萄糖注射液 250 mL。	可与氨基乙酸合用。
氨甲苯酸	止血芳酸	0.1g/5 mL	★治疗原发性纤维蛋白溶解过度引起的出血。	0.1˝～0.3 g,静脉注射或静脉滴注。	

参考文献

[1]沈洪. 急诊医学[M]. 北京:人民军医出版社,2007.

[2]黄元铸,胡大一. 急症心脏病学[M]. 南京:江苏科学技术出版社,2003.

[3]潘天鹏,石津生,等. 中华老年医学[M]. 北京:华夏出版社,2010.

[4]胡绍文,郭瑞林. 实用糖尿病学[M]. 北京:人民军医出版社,2002.

[5]张恒足. 门诊实用急诊手册[M]. 北京:人民军医出版社,2007.

[6]陈新谦,金有豫,汤光. 新编药物学[M]. 北京:人民卫生出版社,2007.

[7]王育珊. 实用临床急救手册[M]. 长春:吉林大学出版社,2009.